Die

Medicin der Gegenwart

in ihrer Stellung

zu den Naturwissenschaften und zur Logik.

Ein Beitrag

zu den Zeitfragen unserer Wissenschaft

von

Dr. A. Wernich

in Berlin.

Berlin.

Druck und Verlag von G. Reimer.

1881.

Kein Mediciner unserer Tage mag sich gern sagen lassen, dass sein Denken in Schematismus, sein Handeln in blosser Routine aufgehe; gleichzeitig aber verwahrt sich Jeder noch eifriger dagegen, ein Theoretiker zu sein. Da man Principien mit Misstrauen betrachtet, Systeme gänzlich verabscheut, beginnt mit der imposanten Häufung der Detailkenntnisse für den einzelnen Arzt eine üble Lage sich geltend zu machen: wie oft hat er das Vorgefühl der Enttäuschung jener Fluth neuer Mittel und Heilmethoden gegenüber, die auf ihn eindringt, — wie selten empfindet er volle Sicherheit bei den dreisten Uebergriffen der Pfuscher und der illoyalen Willkür ihm nicht persönlich befreundeter Collegen. Entbehrt denn sein Wissenszweig allein jedes Fadens, um daran den Zusammenhang der Einzelereignisse verfolgen zu können, und waren die Alten nicht glücklicher, als sie — wenn auch nicht mehr mit den Religionen, so doch mit den Philosophemen ihrer Zeitalter lebendige Fühlung hatten? — Es hat solchen oft mit Verstimmung geäusserten und gesprächsweise nicht leicht zu erledigenden Zweifeln gegenüber einigen Werth zu untersuchen, ob der moderne Arzt Grund hat, die Collegen der nächstvorhergegangenen Zeitabschnitte um ihre Philosophie und Systematik zu beneiden, und an welchen Ersatz wir uns halten wollen.

Als C. W. Hufeland sein Buch von der „Kunst das menschliche Leben zu verlängern“ dem Könige Friedrich Wilhelm III. 1796 dedicirt hatte, sah er sich auch nach einem „Könige des Gedankens“ um, dem er seine philosophisch-moralische Medicinwissenschaft interessant machen könnte und verfiel auf den guten Entschluss, den damals schon betagten Kant zu einem Urtheil über seine Anschauungen zu veranlassen. Erst auf mehrfaches Drängen, nach Jahren, erfolgte die sehnlichst erwartete Antwort aus Königsberg. Der selbstgefällige Verfasser der Makrobiotik gab lange nach Kant's Tode — 1824 — das erhaltene Schreiben unter dem Titel „Von der Macht des Gemüthes, durch den blossen Vorsatz seiner krankhaften Gefühle Meister zu sein“ als einen empfehlenden Nachtrag zu seinem eigenen Werke besonders heraus und unterdrückte bereitwillig jeden Verdacht, als enthielte der Brief irgend etwas Anderes als Anerkennung, Wohlwollen und Zustimmung. Heute gehört kein besonders geschärftes Verständniss dazu, um in und zwischen diesen Zeilen überall zu lesen, dass Kant hier wie so oft seiner feinen Satire den freiesten Spielraum gab und sich über den die Wirkung seiner Recepte durch Weisheit und Moral erhöhenden Doctor herzlich belustigte. „Ihre Ansicht“, schreibt er, „verräth den Philosophen, nicht den blossen Vernunftkünstler; einen Mann, welcher nicht allein — gleich einem der Direktoren des französischen Convents — die von der Vernunft verordneten Mittel, wie sie die Erfahrung darbietet, zu seiner Heilkunde mit Geschicklichkeit, sondern als gesetzgebendes Glied im

Corps der Aerzte, aus der reinen Vernunft hernimmt; welcher zu dem was hilft, mit Geschicklichkeit, auch das was Pflicht ist, mit Weisheit, zu verordnen weiss; — so, dass moralisch-praktische Philosophie zugleich eine Universalmedicin abgiebt, die zwar nicht Allen für Alles hilft, aber doch in keinem Recepte fehlen darf."

So spöttelte der strenge Verurtheiler alles unklaren Denkens über die medicinische Denkweise seiner Zeit, die allerdings auch wenig Ursache hatte, sich den Weisen und Thoren der Welt unverhüllt zu zeigen. Der Purpurmantel, den Hippokrates dem „philosophirenden Arzte, der einem Gotte glich" um die Schulter gehängt hatte, war abgeblasst und löcherig geworden; nicht mehr der Meister der Natur, der Gebieter über Leben und Tod, trat mit wichtiger Miene und geheimnissvoller Majestät an das Krankenbett und vor das Publicum, sondern ein seiner Unvollkommenheit bereits bewusstes, sich der Nacktheit seiner unbegründeten Schlüsse oft aufrichtig schämendes Menschenkind, welches aber die kleinliche List nicht verschmähte, sich aus dem alten Prachtgewande das Amtskleid eines speculirenden und moralisirenden Weisheitspredigers zuzustutzen und in dieser Verkleidung sein gesunkenes Ansehen aufrecht zu erhalten glaubte. „Das Leben des Geistes muss immer dem Leben des Leibes übergeordnet werden und es beherrschen," — „die psychische Macht des Geistes kann Krankheiten erregen und heilen, ja sie kann tödten und lebendig machen; wie oft sind nicht die schwersten Krankheiten durch nichts Anderes geheilt worden als durch Freude, Erhebung und Erweckung des Geistes!" — so tönt es uns nicht etwa aus Jahrtausende alten Hieroglyphen, sondern aus den wissenschaftlich-medicinischen Schriften noch unseres Jahrhunderts entgegen, die, an der materiellen und verständlichen Einwirkung der so lange gelehrten Praktiken verzweifelnd, selbst der „medicinischen Diätetik“ das Recht bestritten, für die Erreichung von Heilzwecken mit der „psychischen Selbstbeherrschung“ in die Schranken treten zu dürfen.

Es ist ein neues, ein entgegengesetztes Selbstgefühl, in welches die Heilwissenschaft der letzten vier Jahrzehnte umgeschlagen ist. Wir glauben uns nicht damit begnügen zu sollen, die alten Maskengewänder zu verschmähen, sondern wir thun gern neue an, indem wir uns über die Gleichstellung der Medicin mit den Naturwissenschaften die verbindlichsten Dinge sagen. Während der Gemässigte sich eben noch damit befreundet, dass er für den Erfolg seiner Rathschläge nicht mehr in heuchlerischer Weise den ganzen physischen und psychischen Mikrokosmus zur Verantwortung zu ziehen hat, beginnt der zur Uebertreibung Geneigte bereits auf der Basis einer topisch-pharmakognostischen Charta ein neues autokratisches Regierungssystem, bei welchem ihm auch die grade nicht in Betracht kommenden leiblichen Theile des kranken Menschen gleichgültig sind. — Ist es bei der hastigen Verwicklung der Zeitfragen wohl noch überraschend, wenn die Uneinsichtigen bereits bei der Abschaffung des Gedankens aus der Medicin angelangt sind, nachdem selbst Einsichtsvolle sich der Illusion geneigt zeigten, als habe der Arzt jetzt nur noch die Aufgabe, seine Untersuchungsergebnisse einfach aneinander zu reihen, und als könne er durch die kunstlosesten und primitivsten Schlussfolgerungen — durch solche wie sie der sogenannte gesunde Menschenverstand zieht — zu Resultaten gelangen, die auf das Prädikat der Wissenschaftlichkeit Anspruch haben?

Gelegentlich hochwogender Feststimmungen mag es ein freudiges Echo in der Brust des Studenten wachrufen, wenn er vernimmt, dass die Medicin in dem Jungbrunnen der Naturwissenschaften nicht nur lebensfrisch und entwicklungskräftig geworden sei, sondern dass eine ihrer Grunddisciplinen, die Physiologie, sogar als Königin an die Spitze aller Naturwissenschaften gestellt werden müsse. Für die ruhige Ueberlegung, ganz besonders aber aus der Alltagsarbeit des ärztlichen Berufes angesehen, stellt sich das Verhältniss zur Zeit doch noch etwas anders heraus.

Nicht blos historische Rückblicke sind es, die hier zur Mässigung mahnen; grade die deutsche Medicin hat auch nach der Erschütterung des Autoritätenglaubens noch mehrfache wunderliche Schwankungen zwischen den herrschenden philosophischen Richtungen und der Chemie durchgemacht; die ausgesprochen überwiegende Strömung einzelner naturwissenschaftlicher Specialitäten hat die medicinische Richtung aller Nationen in meistens nicht günstigem Sinne beeinflusst. — Dass aber auch die Medicinwissenschaft der Gegenwart noch allen Grund hat, vorsichtig und bescheiden aufzutreten, beweisen uns jene nie aufhörenden lärmenden Angriffe, deren Geschrei noch eben wieder im Verhallen begriffen ist. Grade dass sie zum Theil unsauberen Motiven entspringen, dass sie niedrig und nichtig sind, sollte es uns nahe legen, dass die jetzige naturwissenschaftliche Medicin sich in der Lage befindet, wie eine in ihrem Verwandtenkreise rehabilitirte, aber in ihrer Vergangenheit nicht ganz vorwurfsfreie Dame. Zwar gelang es der Physiologie, gegenüber einigen mit neuen Flittern aufgeputzten Zudringlingen, zu denen sie verflossene Beziehungen nicht ganz leugnen konnte, die Haltung und Würde der echten Naturwissenschaft zu bewahren; so bei der neuesten Inscenirung des Magnetismus, gegenüber der Seelenriecherei und den dreisten Uebertreibungen der Metalloskopie. Wir erlebten mit Genugthuung, dass berufene Forscher von vornherein das Maass discutirten, bis zu welchem die bewährten Wirkungsgesetze längst bekannter Kräfte durch das thatsächlich neu Beigebrachte etwa eine Abänderung erleiden könnten. Wir sahen diese Arbeiten in wenigen Monaten bis zu einem befriedigenden Abschluss geführt und blieben diesmal von dem verletzenden Gefühl verschont, den Werth mühsam aufgespeicherter Errungenschaften durch die Herolde der Neuigkeit und die Fanatiker des Wunderbaren ernstlich in Frage gestellt zu sehen. Aber wieviel glatter und wie wenig aufregend erledigen sich ähnliche Zwischenfälle z. B. auf dem Gebiete der Physik; und in welcher misslichen Lage befinden wir uns — dem Verständniss der „allgemeinen Bildung“ nach — hartnäckigeren und mit der Macht bewusster Niederträchtigkeit auf den Kampfplatz tretenden Bestrebungen gegenüber? Unbeschadet ihrer Naturwissenschaftlichkeit drängen sich in die Medicin von allen Seiten noch heute entartete und verkrüppelte Wildlinge ihres eigenen Stammbaumes ein, und zwar, wie wir gestehen müssen, durch die offenen Lücken unserer logischen Zusammenhänge. Selbst die fratzenhaftesten Auswüchse wie die Homöopathie und anderer systematisirter Quack können an der Heilwissenschaft deshalb lange Jahre ruhig weiter parasitiren, weil die scharfe Grenze zwischen Sinn und Widersinn nicht nur den gebildeten Laien, sondern auch vielen Aerzten, die an einem mangelhaft ausgebildeten Denkvermögen kranken, viel zu verwischt erscheint. Wie undenkbar kommt es uns demgegenüber vor, dass der geistige Nachkomme eines mittelalterlichen Astrologen einem Vertreter der heutigen Astronomie mit seinem speculativen oder angeblich empirischen Nonsens ernstlich lästig fallen könnte, ohne ins Irrenhaus zu kommen. — Eine solche, nicht auf des Einzelnen guten Willen, sondern auf die lückenlose Entwicklung des absoluten Denkvermögens allein sich stützende Sicherheit ist es aber, welche, mögen die praktisch-philosophischen und socialpolitischen Meinungen der Menschen auch ewig conträre bleiben, der geschlossene Aufbau einer wirklich exacten Naturwissenschaft selbstverständlich, das heisst deshalb mit sich bringt, weil jedes Verständniss von ihren Objecten, so weit es nicht ein bewusst vervollkommnendes ist, sich mit den in einer solchen Wissenschaft angenommenen Begriffen durchaus deckt.

Auf diese Höhe gelangt zu sein, kann leider auch die Physiologie unserer Zeit unmöglich behaupten. Nicht dadurch durfte sie sich beirren lassen, dass es einigen Fanatikern der Sentimentalität gelingt, in England oder anderswo Gesetze zu erwirken, welche dem Physiologen das Material zu seinen Versuchen zu entziehen drohen. Aber diese Antivivisectionisten, welche von ihren populären Agitationsmitteln selbst wohl keine allzu hohe Meinung haben und durch das blosse Predigen der verlorenen Mitleidsreligion des Brahmanenthums sich lächerlich zu machen fürchten würden, glauben sich der Beweise sicher, dass die Nützlichkeitsdoctrin der experimentirenden Wissenschaft erschütterlich sei, dass die Physiologie die enorme Complicirtheit der krankhaften Zustände verkenne, und dass die Pathologie am Rande der Wissenschaftlichkeit angekommen sei, sobald sie über die „praktische Erfahrung“ hinauszugehen sucht. Die ganze stupide Befehdung erscheint kaum ernstlicher Gegenrede werth, — aber sie beutet eben eine unläugbare Sachlage aus. Denn die Lösung einer algebraischen Gleichung mit vielen Unbekannten, ein Problem, in dessen Gestalt sich uns jede Naturerscheinung darstellt, ist nur möglich, wenn man für jede Unbekannte eine Gleichung zu gewinnen weiss, in welcher sie ganz allein enthalten ist. Die Herstellung solcher Hülfsgleichungen ist bei Naturphänomenen nur möglich durch den wirklich wissenschaftlichen Versuch, bei welchem sämmtliche unbekannte Grössen bis auf die eine gesuchte entfernt sind. Die Sammlung derartiger Versuche in der Physiologie und Pathologie lässt sich bis jetzt auf einen Briefbogen schreiben, und hinsichtlich der Ergebnisse aller übrigen bezüglichen Experimente ist einfach zuzugestehen, „dass auch die gelungenen Versuche an Thieren durchaus nicht immer auf die Krankheitslehre des Menschen zu übertragen sind, dass bei den Krankheiten andere Bedingungen des Geschehens — auch schlechterdings künstlich nicht herzustellende — mitspielen, dass endlich gewisse Unterschiede in den organischen Lebensvorgängen der Thiere und des Menschen bestehen, welche die Erfolge erschweren und unsicher machen“ (Frerichs).

Dass dies Alles sich heute so verhält, also 1881, eine Spanne von Zeit später, als die einheitliche Parole — hoffentlich unwiderrufbar — ausgegeben ist, dass auch in der Medicin die kritisirte Erfahrung die einzige Quelle des Wissens und der Erkenntniss sein solle, dürfte uns nicht stutzig machen, sondern nur unser Vorwärtsstreben stärker anspornen. Handelte es sich blos um versäumte Zeit, so wäre es ja eine reine Zeitfrage, die Regeln, denen der menschliche Geist bei der Erforschung des Thatsächlichen folgen muss, auch auf medicinischem Gebiet zur vollen Ausbildung zu bringen. Es ist indess ein anderer Zügel, auf den wir beissen. Wir müssen es als Unmöglichkeit anerkennen, selbst bei dem lautersten und kraftvollsten Streben der Physiologie den undefinirbaren Begriff des „Lebens“ zu eliminiren. Hier einzuwenden, dass doch so viele biologische Vorgänge bereits aus physikalischen und chemischen Kräften abgeleitet und mit den inductiven Gesetzen dieser Wissenszweige in Einklang gesetzt seien, heisst den Kern der vitalistischen Schwierigkeit verkennen. Früher allerdings bürdete man der „Lebenskraft“ Alles auf; die Gestaltung der Zelle, wie die histogenetische Entwicklung der zusammengesetzten Organe, die constante Wärme der thierischen Organismen und der „Nervenreiz“ schienen mit gleichem Recht oder Unrecht auf sie zurückgeführt werden zu müssen, wie die Heilungs- und Regenerationskraft und die Fähigkeit eines Lebewesens, aus sich heraus neue Exemplare gleicher Art hervorzubringen. Bei dieser Ueberbürdung liess sich am „alten Vitalismus“ in der That noch nicht einmal der Zweifel erkennen und demonstriren, ob in der Lebenskraft eine Erklärung dargeboten sei oder nicht. Wenn in unseren Tagen die Schulung durch die Grundlagen der biologischen Methode soweit reicht, das Organische nur als eine besondere Verbindung vieler physikalischer und chemischer Vorgänge aufzufassen, und es als annähernd gelungen gelten darf, den Stoffwechsel und die Eigenwärme der Organismen in dieser Weise abzuleiten, so ist der alte ewige Streit doch auch heute noch nicht lediglich der, wann es der vereinten Arbeit Lohn sein wird, alle organische Gestaltung und Bewegung auf diese Weise zu erklären. Leicht ist es zu zeigen, dass der Ausdruck „Lebenskraft“ das zu Erklärende nur in der Form eines in der Kraft potentiell gesetzten Inhaltes wiederhole, noch leichter, die Lebenskraft als eine blosse Erfindung der Unwissenheit darzustellen. Indem sie sich aber auf keine Weise davon emancipiren kann, die Worte „Kraft“ „Leben“ „Reiz“ oder ähnliche überall zu gebrauchen, wo es sich um eine noch nicht zu integrirende Summe von Begriffen handelt, wird uns auch die Physiologie der Zukunft stets auf die Unterstützung der Philosophie hinweisen.

Bei Philosophie denkt der heutige Medicinkundige — wie ein Kind an die Ruthe, die es einst züchtigte — immer zuerst an die Metaphysik und an diese nur, um sie zu verabscheuen. Läge in ihr die letzte Hülfe für unseren zusammenhanglosen Zustand, so wollen wir uns eher mit dem blossen Einzelwissen begnügen. Möge sich dann lieber die Abzweigung neuer Branchen von dem grossen Grundstock der Medicin immer hastiger vollziehen, möge die Heranbildung neuer Techniken noch so kritiklos vor sich gehen, möge der Anfänger wie der gereifte Empiriker darüber verzweifeln, dass er sich nun Alles selbst zurechtlegen muss! Aber treiben wir nicht, eben weil wir aus irriger Uebertreibung einer instinctiven und berechtigten Furcht die „Bearbeitung der Begriffe“ mit dem metaphysischen Denken verwechseln, schon ganz bedenklich in diesen Zustand hinein? — Noch verabscheuen wir aufrichtig die Vorstellung, dass wieder der eine Haruspex dem anderen bei der Begegnung zulächle, noch finden wir es unerträglich, dass kein anderer Richter über die Zweckmässigkeit eines ärztlichen Verfahrens gesetzt sein soll, als der höhere Titel oder der Brotneid. Aber schon fängt das Gefühl dafür stumpfer zu werden an, dass wenn jeder Zusammenhang der medicinischen Begriffe aufhörte, sich jeder Einzelne seine eigene Pathologie kläglich zusammenphantasiren und schliesslich in nihilistischer Selbstironie oder im Chaos, d. h. in einem brutalen rein willkürlichen Eklekticismus, der sich subjective oder individuelle Empirie schelten lässt, enden müsste.

Bevor wir uns nach den Rettungsankern umsehen, die uns hoffentlich, auch so lange der Arzt sich noch keineswegs mit dem Naturforscher vollkommen deckt, den sicheren Halt im Boden des Naturwissens sichern, verlohnt es sich hervorzuheben, dass von allen Seiten mit anerkennenswerther Aufrichtigkeit für die möglichst scharfe Unterscheidung der uns frommenden Weisheitslehre von der alten und neuen speculativen Denkkünstelei gesorgt wird. Es ist wenig Gefahr, dass Naturwissenschaften und Medicin sobald in das alte Dienst- und Bittverhältniss zur sogenannten Naturphilosophie zurückkehren, oder dass sie es schmackhaft finden werden, um den Atrappenschmaus des idealistischen Pessimismus herumzulungern. Wie „ein Montblanc neben einem Maulwurfshaufen“ werden sich selbst, so lange es verschieden auffassende Menschen giebt, nach Schopenhauer's eigenem Ausdruck diejenigen Gehirnvirtuosen auch neben dem exactesten Naturforscher vorkommen, welche sich die letzten und höchsten Probleme nicht vom Sein, sondern von ihrer individuellen Combinationsgabe stellen lassen und es für eine Annäherung an jene Probleme halten, wenn der Zwang ihrer hereditären Anlage, die Ideen der Zeit und die Sprache ihrer Nation mit ihnen Kreisel spielen. Uns aber liegt es ob, unentwegt zu erklären, dass wir noch nie der dunklen Sprache der Metaphysik die Entdeckung auch nur einer einzigen Wahrheit zu verdanken gehabt haben, — uns davon zu überzeugen, dass sie die Philosophie mit Absurditäten erfüllt hat, deren man sich schämt, sobald man sie ihrer schwülstigen Ausdrücke entkleidet. Man hat unser Wissen weder gefördert, als man uns von einer „Lebenskraft“ erzählte, „welche sich über alles Organische erstreckt“, noch wenn man dieses Unnennbare als blinde Kraft, als „Unbewusstes“ sich über die ganze Natur verbreiten lässt. Man bildete sich ein, mit den vagen Worten „allgemeine Kraft“ „nothwendige Bewegung“ etwas zu sagen und sagte doch durchaus garnichts.

Es ist für die künftige Entwicklung der Naturwissenschaften (einschliesslich der Medicin) ganz gleichwerthig — wahrscheinlich sogar ganz gleichgültig — und reine Gefühlssache, ob man sich das sogenannte All vom Odem eines ewigen Schöpfers durchweht vorstellt, oder ob man das Geistesleben und das Leben überhaupt als den immateriellen Ausdruck der materiellen Erscheinung auffasst und sich bestrebt, es als Vermittlung von Ursache und Wirkung überall in der Natur zu suchen und zu finden. Nachdem die durch den Einfluss der ersteren Auffassung bewirkte Narkose des Menschengeistes einmal vorüber ist, lehren uns beide, auch diesen menschlichen Geist für nichts Anderes zu halten als für die gradweise höchste Steigerung jener Vorgänge, welche die Natur überall bewegen und beleben. Wir respectiren so oder so mit willigem Zugeständniss seine Schranken und murren nicht mehr wie das Kind, das nach dem Monde greift, darüber, dass trotz der theoretischen Möglichkeit, von allen Erscheinungen der Natur Wahrnehmungen zu empfangen, in facto die Möglichkeit der Erkenntniss sowohl durch Zeit und Raum wie durch die begränzte Capacität des einzelnen Individuums beschränkt ist. Es erlischt auch die Kinderneugier, über die Geschichte eines Fixsterns letzter Grösse, über die Existenz denkender Wesen auf seinen dunklen Trabanten oder über die erste Gestaltung organisirter Materie auf der Erde etwas wissen zu wollen. Der Mensch kann nur reifen, indem er erfasst, dass es jenseits der Wissensmöglichkeit auch nichts Wissenswerthes giebt.

In der Bescheidenheit dieser Anschauung gewinnt der entwicklungsfähige Keim der edlen Beziehungen zwischen dem Helfer und dem Leidenden, — des sittlichsten Verhältnisses zwischen Mensch und Mensch — an innerem Werth viel mehr wie er einbüsste, als seine Schalenschichten nach und nach in den Händen seiner früheren Bewahrer haften blieben. Misstrauisch gab ihn der Priester des grauen Alterthums weiter, elende Kellertriebe entwickelte er in der lichtlosen Atmosphäre der Zauberei, der Alchymie und des speculativen Philosophenthums. Zur Zeit sind wir noch nicht weiter als zu der Meinung gekommen, dass in grossen Zügen die jetzige Medicin eine auf Erfahrung basirte Methode erkennen lässt, ähnlich jeder anderen Wissenschaft, die diesen Namen verdient. Wir huldigen der Pflicht, die Regeln, welche die Methodologie dieser Wissenschaften bilden, auch auf unserem Boden zu entwickeln. — Allerdings empfinden wir auch mit der Sehnsucht nach der Berechtigung, von einer medicinischen Logik als einem selbstständigen und ebenbürtigen Zweige der gesammten inductiven Forschungsmethode zu sprechen, mit instinctiver Schärfe das Unrecht, welches unserer alten Wissenschaft oft angethan wird. Es kann nicht anders sein, als dass in dem Entwicklungsgange des so irrationell aufgepäppelten Stiefkindes der Naturwissenschaft eine grosse Lehre für die Entwicklung anderer Forschungsrichtungen liege. Wenn die Medicin länger als die Mehrzahl der letzteren ein falsches Ideal von Wissenschaftlichkeit gehegt und sich in einer einseitigen und nebelhaft begrenzten Hochhaltung der deductiven Methode gefallen hat, so war es andererseits auch sie, die bei dem grellen Hervortreten der Folgen mit einer revolutionären Energie wie wenige andere Wissenszweige sich der entgegengesetzten Methode zuwandte. Die Geschichte dieses Vorganges, der für Deutschland so unläugbar causal mit anderen Regenerationen zusammenfiel, hat ein besonderes Interesse nicht nur in der Culturgeschichte der Naturwissenschaften, sondern auch in der Erziehungslehre des menschlichen Geistes. „Die Geschichte keiner anderen Specialwissenschaft", meint Helmholtz im Verfolg eines ähnlichen Ideenganges, „ist vielleicht mehr geeignet zu zeigen, dass eine richtige Kritik der Erkenntnissquellen eine auch praktisch höchst wichtige Aufgabe der wahren Philosophie ist", — er betrachtet das medicinische Studium als diejenige Schule, welche ihm eindringlicher und überzeugender als es irgend eine andere hätte thun können, „die ewigen Grundsätze aller wissenschaftlichen Arbeit gepredigt habe."

Warum nun aber — hier kehrt unsere Untersuchung an ihren Ausgangspunkt zurück — fühlen sich die Zeitgenossen, welche den mit Recht gepriesenen und mit Mühe gefundenen Schatz durch ihr praktisches Handeln zu verwerthen haben, des neuen Besitzes theilweise noch so unfroh? Könnte es uns ernstlich demüthigen, dass die Medicin nicht mehr wie früher einmal die ganze Reihe der Naturwissenschaften in sich einschliesst; dass sie beispielsweise der Physik und Astronomie gegenüber, in denen die inductive Logik jenen mustergültigen Grad der Ausbildung erreicht hat, stets untenan sitzen wird? Soll der gewissenhafte Arzt sein Gemüth dadurch bedrückt fühlen, dass er nicht wie jene seine Geistesarbeit mathematisch formuliren und aus Diagnose und Recept eine Gleichung ersten Grades herstellen kann?

Man liebt es zuweilen, den Arzt über diese Punkte mit Aeusserlichkeiten zu trösten, deren Banalität klar am Tage liegt. „Wenn Euer Denken und Handeln bis jetzt auch nur wenige Spuren von Mathematik enthält“, wird gern raisonnirt, „so fehlt dafür jenen trocknen Disciplinen der süsse Lohn der Menschlichkeit, der Dank der Geretteten, die Begeisterung der beglückten Angehörigen.“ Ist einerseits jedoch seit der Klage Faust's bereits die Zeit vorüber, wo „Niemand fragte: wer genas?“, — so können uns, auch wenn absolut keine Controlle über Heilerfolge möglich wäre, doch jene zärtlichen Empfindungen nicht mit mehr Berechtigung trösten als das Glück des Paradieses vor dem Sündenfall. Der Arzt, welcher die Aufgabe festhält, seiner Erkenntniss gemäss zu handeln und nicht nach dunklen Trieben und Ahnungen, ist bei jeder mit dem Resultat seiner Erkenntniss nicht concinnen Eventualität, wenn sie günstig ist, noch elender daran als bei dem ungerechten Tadel, wenn er eine Wendung in pejorem partem nicht vorhersehen konnte. Denn indem er sich ködern lässt, auch die Heilerfolge der Natur auf sein Gewinnstconto zu schreiben, geht ihm der Massstab für seine Erkenntnissfähigkeit und sein Können überhaupt verloren. Die angenehme Dämmerung der Illusion kann neben dem harten grellen Licht der Thatsachen nicht weiter bestehen; die Frucht der Erkenntniss hat hier wie überall nicht Süsse genug, um die bittere Empfindung der Unzulänglichkeit zu überdecken. Dieses allen nach Wahrheit Strebenden gemeinsame Gefühl der Entsagung ist es vielmehr grade, welches innerhalb der Naturforschung am ehesten Nebenbuhlerschaften im Keime zu ersticken geeignet ist. Es wird im Verein mit dem freudigen Bewusstsein, an der Entwicklung des Menschengeistes auf der einzigen gegebenen Grundlage mitzuarbeiten, im Laufe der Zeit die noch von vielen Gebildeten mit ungläubigem Zweifel betrachtete Verbrüderung zwischen Naturforschern und Aerzten zu einer immer zwangloseren und fruchtbareren machen. Inzwischen darf es uns nicht verstimmen, wenn die Masse von Schutt, die wir noch abzuräumen haben, unseren Mitarbeitern oft den Eindruck macht, als bergen sich dahinter noch bedeutende Reste spiritualistischer Begriffsverwirrung; es handelt sich dabei wohl häufiger um die missverständliche Auffassung unpräciser Ausdrücke als um Vornehmthun und Rivalität.

Wenn es also für Niemanden mehr das Liebäugeln mit der speculativen Philosophie, für kaum nennenswerth Wenige der Verdruss über unsere bescheidene Stellung zu den älteren Naturwissenschaften ist, das uns die Freude an der modernen Richtung schmälert, wenn den allzu sensibel Beanlagten, der nie ein guter Praktiker sein kann, keine allzu tiefe Kluft von dem befreundeten Lager der Naturforschung trennt und der geborne Routinier noch nicht darüber zu Grunde geht, wenn er die Fessel des logischen Zwanges lockert, — so wiederholt sich die Frage, warum „das Denken in der Medicin“ dem

Gros mehr geraubt als gegeben zu haben scheint, warum grade uns noch nicht die Logik auf jene sicheren contrapunktischen Regeln führte, welche sonst überall ihre Kraft, Dissonanzen als Uebergänge erscheinen zu lassen und Disharmonien zu lösen, bewährt haben?

Von dem Gedanken ausgehend, dass die Mediciner sich in der Lage eines Hausbesitzers befinden, der sein als schadhaft anerkanntes Fundament von Grund auf neu untermauern muss, suchen seit einer Reihe von Jahren Pädagogen und Fachgenossen die Ursache jener halben Befriedigung in einer unzulänglichen, einer veralteten Richtung unserer präakademischen Ausbildung. „Die angehenden Mediciner“, heisst es, „werden in jenem Lebensabschnitt, in welchem die Fassungskraft des heranreifenden Knabengehirns die bedeutendste ist, mit Sprachkenntnissen einseitig überbürdet; man soll mehr Mathematik, Physik, Chemie etc. lehren, wie es bis jetzt eben nur auf den Realschulen geschieht. Werden die formalistischen Beschäftigungen mit den alten Klassikern endlich einmal zurückgedrängt, so wird man bald nicht nur grössere Heilkünstler, sondern auch harmonischer ausgebildete Aerzte haben.“ — Als die Gelegenheit, zu diesen Vorwürfen gegen die bisherige Vorbereitung der Studien Stellung zu nehmen, vor zwei Jahren an die Aerztevereine herantrat, überraschte die Einmüthigkeit, mit welcher dieselben sich gegen die Zulassung der Realschulabiturienten erklärten. Es dürfte diese Abwehr eines sehr gefährlichen Experimentes noch bedeutungsvoller erscheinen, wenn man erwägt, wie unvorsichtig die verbesserungsbedürftigen Details des Gymnasialunterrichtes mit in die Debatte gezogen wurden und wie leichtfertig man Urtheile über Nebenobjecte provocirte, für welche von einer Zuständigkeit des ärztlichen Votums nicht mehr die Rede sein konnte. Ob man noch griechische Extemporalien verlangen solle, ob man das Denken in lateinischen Formeln so weit poussiren dürfe, um eine Abhandlung in dieser Sprache fordern zu können, wie früh man mit Physik und Chemie anzufangen und ob man nicht das Capitel „Kegelschnitte“ schlechterdings in den Gymnasialunterricht einzubeziehen habe, — dies Alles bunt durch einander vorgebracht, war recht darauf berechnet, die Frage zu verwirren; auch sorgten die Parteiführer dafür, dass die Schlagworte „klassisch“, „humanistisch“, „ideal“ ebenso sinnlos zu Tode gehetzt wurden, wie sich die Auffassungskraft gegen die Locktöne des „Richtigsehenlernens“, der „echt realistischen Schulung“ etc. abstumpfte.

Ueber die Vorzüge einer Schulvorbereitung, welche zur Schärfung, zum geschickten Gebrauch der Wahrnehmungsfähigkeit auch noch die Entwicklung des Vermögens anbietet, einwandsfreie Schlüsse zu machen, vor einer anderen, welche die Sinnesperception der Schüler verkümmert und ihren Geist in spanische Stiefel einschnürt, wäre ja weder unter zuständigen, noch unter weniger zuständigen Beurtheilern eine Discussion möglich gewesen. Aber viel einfacher noch als die Frage, ob nun jenes Ideal der Erziehungswissenschaft auf den Realschulen, diese Carricatur derselben auf den Gymnasien erreicht werde, war der Streit zu entscheiden, von wie hohem Werth das Quantum der naturwissenschaftlichen Erkenntniss ist, welches sich ein junger Mensch bis zu seinem neunzehnten Lebensjahre erwerben kann, auch wenn er gar keine anderen Lektionen hätte, als Mathematik, Physik und Chemie.

Zu dieser Klarheit haben selbst jene oft so plump eingefädelten Debatten geführt. Mit der Ueberlieferung einer selbstverständlich doch immer nur sehr beschränkten Reihe nackter Thatsachen der Chemie und Physik wird sicher mehr geschadet als genützt, und wenn das allein wissenschaftlich zu nennende causale Verständniss der exacten Naturwissenschaften wesentlich auf Mathematik basirt ist, so sind es andere wirkliche Wissenszweige nicht minder. Verlangt also das Leben der Gegenwart die Schulung des allgemeinen Denkvermögens durch das mathematische Denken, so kann die eine Schule des letzteren so wenig entbehren wie die andere. — Aber das Denken nach mathematischen Gesetzen, weit entfernt sich mit einer bestimmbaren Summe mathematischer Kenntnisse zu decken, setzt seinerseits unter allen Umständen die bereits geweckte Lust am Denken als unerlässliche Vorbedingung für das Begreifen auch der einfachsten abstracten Formel voraus; gelingt es dem mathematischen Unterricht nicht von der ersten Stunde, diese Lust zu wecken, so bleibt die Entwicklung des mathematischen Schluss- und Begriffsvermögens aus, — gleichgültig wie viele Stunden mit leerem Anstarren der Figuren und Formeln zugebracht werden und noch viel gleichgültiger, was später mittelst dieses gar nicht vorhandenen Verständnisses noch begriffen werden soll.

Stelle man sich indess immerhin den Gegensatz zwischen Realschule und Gymnasium so vor, dass aus jener nur junge Leute mit enorm geschärften Augen und Ohren, mit sehr vorgeschrittener mathematischer Ausbildung — aus diesem nur Repräsentanten gegentheiliger Eigenschaften hervorkommen, so würde doch die Frage nach dem Maass geistiger Selbstbestimmung beider Kategorien nur dann ungethan bleiben dürfen, wenn die eine wie die andere auf einer Fachschule ihrer Weiterbildung entgegen zu gehen hat. In diesem Falle müssten die Angehörigen der zweiten Kategorie sich übermässig anstrengen, um die der ersten einzuholen, in diesem Falle müssten auch die bereits erworbenen Kenntnisse als unveräusserlicher Besitz sorgfältig gehütet und so viel nur angänglich zu Fertigkeiten ausgemünzt werden. Entschliesst man sich also demnächst vielleicht, die praktische Heilkunde an

Fachschulen zu lehren, so ist der Realschulabiturient zweifellos ihr eigentlicher und berufener Vertreter. So lange es sich aber nicht blos um ein Können, sondern auch um ein Wissen, nicht blos um eine fertige, sondern um eine naturwissenschaftlich zu vertiefende Medicin handeln soll, darf die Frage über die Nützlichkeit der einzelnen Kenntnisse, also auch über den Werth des Schulwissens gar nicht aufgeworfen werden. Die akademische Unterweisung kann nur dahin führen, zu begreifen, dass auch die mühsamste Einzelerkenntniss der sie an Wahrheit überbietenden geopfert werden muss, dass eine Fertigkeit ihren Werth verliert, so wie zur Erreichung ihres Zweckes ein anderer und besserer Weg aufgefunden wird. Mag daher einem mit Nützlichkeitswissen schon auf der Schulbank gestopften Medicinschüler ein tüchtiges Examen gelingen, — der letzte Zweck aller wissenschaftlichen Arbeit, die Bildung des Geistes, bewegte nicht einmal in den Semestern des Enthusiasmus seine Seele; mag er ein beliebter Arzt, ein bewunderter Specialist werden, — aber wo von einem Zuwachs seines Wissens kein Vortheil zu erwarten stand, ist er gleichgültig an dem Gegenstande vorübergegangen und hat zu spät erfahren, wie wichtig derselbe war. Wie er endlich niemals für seine eigene Person weder vor Selbsttäuschungen noch vor dem Versinken in den gedankenlosesten Schematismus sicher blieb, so wird er mit all' seiner im Getriebe der Praxis sehr bald zur Mythe werdenden Chemie, Physik und Mathematik in keinem Berufsgenossen das Streben nach Wahrheit oder die stille Freude an einem klaren, durch keine Nebenrücksicht gestörten Gedanken zu stärken im Stande sein.

Es ist mir, wie ich mich nicht schäme zu gestehen, als ich vor 6—7 Jahren mehrfach Gelegenheit hatte, mit der Ausbildung und dem Vorgehen amerikanischer Aerzte mich abzufinden und darauf denken musste, wie den jungen japanischen Medicinern am besten zu nützen wäre, zuweilen ein Zweifel darüber gekommen, ob nicht das Lehren der Heilkunst in gut ausgestatteten Fachschulen gute Ergebnisse haben könnte; ja ich könnte es kaum als eine Ungeheuerlichkeit betrachten, wenn man auch in Europa — vielleicht in naher Zukunft — diesen Versuch in viel allgemeinerer Ausdehnung in's Leben riefe, als es jetzt schon hier und da für einzelne Fächer geschieht. Die Kranken wenigstens haben vielfach die Meinung, dass sie neuerdings viel besser fahren mit einem könnenden, als mit einem wissenden Arzte. Dem letzteren erscheint auch alle Bescheidenheit geboten in einer Zeit, da sich die Technik bei weitem nicht mehr genügen lässt an einer Einwirkung auf die Gewebe an der Körperoberfläche oder auf die mittelst natürlicher Eingänge erreichbaren, sondern Herrscherin wird über die kranken Parthien fast aller früher für „innerlich" erklärten Organe, über die Geschwülste der Ovarien, wie über die Entartung der Nieren, über den Abscess und den Echinococcus der Leber, wie über die Verknotung des Darms — und über die gangränösen Theile der Lungen vielleicht bald ebenso, wie über die krebsig degenerirte Magenwand. Man pflegt solchen Erfolgen von Seiten der bisherigen „inneren Medicin" mit dem Hinweise auf die Diagnostik entgegen zu treten und verkennt dabei zuweilen, wie häufig auch auf diesem Gebiete der kecke, mit guten Sinnen und einem leidlichen Combinationsvermögen begabte Routinier den messenden, wägenden und denkenden Arzt schlagen kann.

Das Verhältniss des kunststolzen Technikers und des wissenschaftlichen Arztes muss wohl von einem etwas weiter zurückliegenden Gesichtspunkte betrachtet werden, zu dessen Präcisirung uns die Besprechung der gegenwärtigen Stellung des Specialismus in der Therapie noch Veranlassung bieten wird. —

Nicht wenig verwickelt tritt uns die Frage entgegen, welcher Verbesserungen oder Veränderungen der Universitätsunterricht des Mediciners fähig und bedürftig ist, um den letzteren zielsicherer als bisher zu einem seiner Geistesarbeit sich freuenden Denker zu machen, um ihm die schwere Bürde der Trugschlüsse, die sein Gewissen drückt und den freien geistigen Umblick hemmt, zu erleichtern. Wir freuen uns gern der Sicherheit, mit welcher betont wird, dass vor Allem die sinnliche Seite des physiologischen Unterrichts reich auszubilden und soviel wie möglich zur Geltung zu bringen sei, dass jeder Lehrvortrag unfruchtbar bleibe, dem nicht eine passend ausgewählte Reihenfolge von Demonstrationen und Versuchen als beweisende und anregende Erfahrungen zu Stützpunkten dient. Dass dieses Innehalten des inductiven Forschungsweges für die Erreichung einer naturwissenschaftlichen Schulung die erste Vorbedingung ist, bedarf keiner Wiederholung. Aber grade der physiologische Vortrag muss viel mehr leisten. An seinen Hebeln und Schrauben, an den Retorten und graphischen Apparaten darf sein Inhalt nicht haften bleiben, selbst an seine mathematischen Formeln oder an die Darstellung von Functionen in Curven oder Flächen kann die Schulung nicht fest anknüpfen, welche später dem Arzte in jedem Augenblick zur Stütze dienen soll. Von der Physiologie her erwarten wir vielmehr die Wärme und das Licht für die Wachrufung und Erstarkung der Keime einer selbstständigen medicinischen Logik. Hier soll es klar werden, was es heisst, von Naturerscheinungen nicht blos Netzhauteindrücke und Gedächtnissbilder bekommen, sondern sie entwirren, Nebensächliches vom Unumgänglichen trennen, Grössen sich in ihrem complementären Verhältniss zu anderen Grössen vorstellen, die Einzelthatsachen abwägen, auf einander beziehen und kritisch an einander messen, bis sich das Ziel der Wissenschaft ergiebt: die Erkenntniss des Gesetzes. So allein kann der Unterricht in der Physiologie den Ersatz bieten für die seit nahezu zwanzig Jahren — offenbar in dieser, wenn auch nicht klar genug ausgesprochenen Erwartung — aus dem medicinischen Lehrplan fortgelassenen Disciplinen der formalen Logik und der rationalen Psychologie. Wo die Aufgaben des physiologischen Unterrichtes so erfasst werden, wird sich immer seltener bei den Examinatoren der Zweifel regen, ob man die alten Gängelbänder nicht besser beibehalten hätte; Derjenige aber, welchem einst mit dem Bewusstsein dieser Verantwortlichkeit das physiologische Lehrmaterial überliefert wurde, wird sich durch selbstthätige Ausbildung der erlangten Denkfähigkeit ebenso erfolgreich gegen das Verlieren in gedankenloser Routine wie gegen Willkür und Speculation schützen. Eine gleiche Schulung bietet dem Mediciner für die Erfassung seiner verwickelteren Probleme nicht die Chemie und nicht die Physik — auch wenn sie mit Verständniss und auf der Universität betrieben werden. Noch viel weniger ist sie aber, wie so oft irrthümlich geglaubt wird, nachzuholen durch die Beschäftigung mit den unklaren Aufgaben und den schwankenden Methoden der experimentellen Pathologie, die schon durch ihre so unlogisch ausgebildete Begriffslehre ungeschulte Geister zur Absurdität und zu verwegenen Paralogismen zu verleiten pflegt.

Wer also ohne denken gelernt zu haben, und wenn er alle physikalischen, chemischen und physiologischen Experimente aller Zeiten mit der Sicherheit eines Automaten ausführen könnte, zu seinem Schaden über das Tentamen physicum fortkommt, dem kann nur noch eine dreiste Skepsis den Schein geben, als äffe er nicht einfach seine klinischen

Lehrer, die Assistenten oder seine etwas älteren Commilitonen nach. Im Schwarm drängt er sich in die Klinik und steht nun plötzlich am Krankenbett, ganz betäubt schon von einer Fluth neuer Eindrücke ästhetischen Inhalts. Zugleich tönt ein Schwall niegehörter Worte in sein Ohr. Jetzt ist von einem systematischen Aufreihen wohlvorbereiteter Demonstrationen keine Rede mehr; jetzt erfährt er nicht zuerst die Thatsache, dass manche Harne eiweisshaltig sind, er kann kaum sich noch schnell bemerken, dass Albuminurie u. A. auch bei fieberhaften Kranken zur Beobachtung kommt; für ihn ist es ja die grosse That, dass er sah wie der Harn sich beim Kochen trübte, dass er auf der schwarzen Tafel am Bett Typh. abd. und auf dem sorgfältig abgeschriebenen Recept als Hauptbestandtheil Acid. hydrochlor. las. Dies waren zweifellose Thatsachen der Wahrnehmung. — Etwas weniger sinnverwirrend geht es vielleicht auf dem Amphitheater des Operationssaales zu — aber leider nimmt auch hier Alles den verkehrten Gang. „Abscess“ sagt der Praktikant. „Warum?“ „Eiter, Fluctuation, Schwellung, Röthung“ — heisst es in wahrhaft klassisch deducirender Reihenfolge. Nach einigen Wiederholungen dieser einfachen Dinge, nachdem ein viel zu früh gehörter Vortrag über eine schwierige Differentialdiagnose noch das schon schwankende Bewusstsein, ob es sich hier nicht um den umgekehrten Weg handle, ganz erschüttert hat, wird der kürzeste Ideengang, etwa: Typhus = kalte Einschlagung, Bronchialkatarrh = Ipecacuanha — schnell der beliebteste, und der junge Routinier ist fertig. Er hat es kaum wahrgenommen, — woher käme ihm auch die Uebung in der Selbstwahrnehmung, — dass er jetzt fortwährend für ihn noch von keiner eigenen Anschauung getragene Worte auf gut Glück im Munde führt, dass er bereitwillig darauf schwört, man könne Cysten, Lipome und weiche Medullarcarcinome an diesen und jenen Merkmalen unterscheiden und dass er, was das schlimmste, grade die complicirtesten Erscheinungsreihen überhaupt nicht mehr anders als deductiv anfasst.

Man wendet ein, so werde doch jetzt nicht mehr gelehrt; an kleinen Universitäten bedinge schon der Materialmangel, dass an einem Fall alles gründlich und inductiv an einander gereiht werde; an grösseren Universitäten gebe es neben der Klinik für Vorgeschrittenere und fremde Aerzte, denen allerdings ein grösseres Material schnell vorgestellt werden müsse, besondere propädeutische Kliniken. Zugegeben, dass der Lehrer nie auf dem umgekehrten Wege betroffen werde, dass er nie seine eigene Auffassung anders als durch Gründe stütze, dass er keine Diagnose anders als aus demonstrablen Erfahrungsthatsachen componire, — auf das Lernen hat der Kliniker einen bestimmenden Einfluss nicht mehr. Jungen lebhaften Leuten gegenüber, denen er die Begriffe der allgemeinen Pathologie, die Handhabung der diagnostischen Methoden, den Werth der Symptome, die Anwendbarkeit des therapeutischen Apparats auch für die complicirtesten Fälle in neunzig Minuten gleichzeitig einprägen soll, verliert er die Macht, sie in ihrem Vorwärtsdrängen aufzuhalten.

Denn es soll schnell gehen: man hat noch so viele Kliniken und Curse in den nächsten Semestern zu hören, — nebenan im poliklinischen Untersuchungszimmer sitzt schon ein Commilitone, mit dem man noch vorigen Winter an demselben Cadaver präparirte und schreibt für die Kranken leibhaftige und „ganz richtige“ Recepte. Wo so die Krone der Vollendung in nächster Nähe winkt, hilft kein Zügeln der Propädeutik. Höchst unliebsam wird es vielmehr beurtheilt, wenn ein vorgenommener Fall während der zugemessenen Zeit nicht zur Durchführung gebracht wird, — man ist enttäuscht, vermisst die Pointe der Vorstellung, verlangt, dass durch Recept oder Operation jeder Diagnose ihr Recht werde und gewöhnt sich leicht, den Unterricht ohne solchen Abschluss für verfehlt zu halten. Denn das Bedürfniss, jeden Fall auch geistig operations- und receptreif zu machen, wird weder durch die Kranken noch durch die oft so schwierigen Nebenumstände unterstützt und geht unglaublich schnell verloren. Dass die schlimmsten Folgen des hastigen Treibens verhindert werden, hängt jetzt nur noch von der Persönlichkeit des Lehrers ab: er überzeugt nun nicht mehr durch Gründe, aber noch durch sein Vorbild und seinen Witz. Eine treffende Frage regt plötzlich im ganzen Auditorium ganze Reihen wirklich logischer Verbindungen an; ein lichtvolles rechtzeitiges Wort enthüllt das sich überstürzende Wollen des an der ganzen inductiven Denkweise zum Verräther werdenden Schülers in seiner ganzen Blösse. Mancher hat auch das Talent, in sokratischer Frage- und Antwortmethode dem Denkmechanismus der befähigtsten Schüler auf den Grund zu gehen; aber nicht nur zu solchem ironischen Unterricht, sondern selbst zur richtigen Vertheilung der Gedankenblitze gehört Zeit, — und die fehlte uns bei dem auf vier Jahre veranschlagten Studienplan.

Man zeigt sich gern geneigt, die Frage zu discutiren, warum die Heilwissenschaft in Deutschland trotz der kurzen Studienzeit im Vergleich mit der anderer Länder noch immer auf einer achtungswerthen Stufe stehe. Hätte man nicht aus der Noth eine Tugend gemacht und sich daran gewöhnt, die unverhältnissmässig lange Zeit, welche die Doktorpromotion und das medicinische Staatsexamen in Anspruch nehmen, mit Studienreisen oder praktischen Cursen auszufüllen, so würden die schliesslichen Resultate vielleicht längst viel unbefriedigendere sein. Wird nun aber in der That das medicinische Studium durch diese Taktik um zwei Semester verlängert, so kann die Verwerthung derselben kaum naturgemässer gedacht werden, als durch Einschiebung dieses Lernjahres zwischen Tentamen physicum und Klinik, um innigere Beziehungen zwischen Physiologie und Klinik anzubahnen. Dass zwischen dem normalen und dem unter abweichenden Bedingungen seine Leistungen erfüllenden Körper kein Gegensatz gesucht werde, dass der Krankheitsbegriff endlich seine exceptionelle und ontologische Bedeutung verliere, kann auf keine andere Weise erreicht werden, als dadurch, dass die Pathologie gänzlich als angewandte Physiologie erscheint. Wenn in den pathologischen Handbüchern diese Auffassung noch immer sehr unvollkommen sich vertreten findet, thäte es um so mehr noth, dass diese Continuität durch den Unterricht der vorklinischen Semester bewahrt bliebe.

In dem auf fünf Jahre bemessenen Studienplan der russischen Universitäten finden sich für das fünfte und sechste Semester angesetzt:

Pathologische Anatomie.
(Physiologie, II. Th.)
Pharmakologie und Pharmakognosie.
Allgemeine Pathologie.
Specielle Pathologie und Therapie.
Theoretische Chirurgie.
Geburtshülfe.

Das Hereinziehen des II. Theiles der Physiologie in diese Semester erklärt sich als ein Nothbehelf für die Studirenden, welche zum Sommer (August) auf die Akademie kommen. Ob sich theoretische Chirurgie und Geburtshülfe als Gegenstände eines akademischen, akroamatischen Vortrages eignen, mag unerörtert bleiben. Für missverständlich halte ich die zu frühe systematische Ueberlieferung der speciellen Pathologie und Therapie, die von einigem Werth erst im Anschluss an praktisch-klinische Studien sein kann, dann allerdings nicht vollkommen ausfallen sollte. — Für die eigentlichen Aufgaben der in Rede stehenden Semester haben aber allerdings Pathologische Anatomie, Allgemeine Pathologie und Arzneimittellehre zu gelten, und zwar die letztere in der Auffassung, dass sie rein demonstrativ und experimentell gelehrt werde, sich also unmittelbar an die Vergiftungsexperimente der Physiologie anschliesse.

Von allgemeiner Pathologie im älteren Sinne zu sprechen, nämlich von jenem Conglomerat angeblicher Erfahrungen, unklarer Speculationen und willkürlicher Gegensätze, wie es noch vor fünfzig Jahren als feinste Blüthe medicinischer Wissenschaftlichkeit erschien, kann mit Recht für überflüssig gelten. Nachdem jedoch grade an den bedeutendsten Universitäten die „Allgemeine Pathologie und Therapie mit Einschluss der allgemeinen pathologischen Anatomie“ gelehrt wird, bedarf es auch nicht mehr eines rein speculativen Ausdruckes, um allgemeine Pathologie zu treiben. Aber die Stellung der pathologischen Anatomie dürfte grade jetzt eine etwas zu ihren Gunsten verschobene sein, so dass sie ein unbilliges Uebergewicht über ein gleich wichtiges Gebiet erlangt hat. Pathologische Anatomie und allgemeine Pathologie — in sogleich zu erörterndem Sinne — setzen gleichwerthig den allgemeinen Theil der pathologischen Physiologie zusammen, — die erstere als thanatologischer, die andere als biologischer Theil. Um aber den letzteren nicht gänzlich verschwinden zu lassen, um auch dem gedankenlosen Verwerthen von Leichenbefunden (als für die Vorgänge im Lebenden ohne Weiteres bedeutungsvoll), einen Halt zu gebieten, ist es nöthig, die allgemeine Pathologie ebenfalls auf den Grundlagen der biologischen Forschungsmethode neu aufzurichten, ihr vor Allem in den zur Zeit noch vielfach ganz zerstreut und verzettelt gelehrten „klinischen

Untersuchungsmethoden" einen Inhalt zu geben. Es würde sich bald erweisen lassen, dass dieser Inhalt zur Zeit, wo von allen Theorien die einzige Zellentheorie Geltung hat, sich mit dem Gesammtinhalt der Disciplin fast vollkommen deckt, ihr eigentlicher Gegenstand ist. Wie wir es als grundfalsch zu verurtheilen gelernt haben, wenn in der Physiologie nur immer von den histologischen Nervenelementen gesprochen würde, ohne den Nerven im Zustande der Reizung und des Elektrotonus zu beobachten, so kann es der medicinischen Logik des auf der in Rede stehenden Stufe angelangten Hörers nimmer genügen, wenn er dem Hydrops, der Lungenhypostase und der Lebervergrösserung nur immer an der Leiche sich sinnlich nähern soll. Um es später in der Klinik am Lebenden thun zu können, bedarf er aber vor Allem der Methoden zur biologischen Erkenntniss dieser und anderer Zustände.

Man wende hiergegen nicht ein, dass auch diese Methodenlehre erst Sache der Klinik sei, denn sie lässt sich — und zwar mit Vortheil — am Gesunden ausgezeichnet demonstriren. Die Klinik hat ihre richtige Stellung allein in vollkommener Parallele mit dem physiologischen Laboratorium; wie kein Director eines solchen seine Versuchsthiere, seine kostbaren Instrumente und seine Zeit dazu hergeben könnte, den primitivsten propädeutischen Zwecken zu dienen, wie es z. B. für direct verkehrt gelten müsste, einem Studenten einen Pettenkofer'schen Respirationsapparat zu überliefern, bevor er von der Zusammensetzung und Handhabung desselben sowohl als von dem relativen Werth der damit zu erhaltenden Resultate genauere Kenntnisse hat, — so gehört auch kein Student in eine Klinik, der nicht mit dem Handwerkszeug der klinischen Diagnostik und mit der beziehungsweisen Sicherheit der darauf zu gründenden Schlüsse bereits vertraut ist. Ein Kliniker, der seinen Zuhörer nicht blos mit der Analyse und Behandlung des speciellen Falles, sondern während der gleichen knapp bemessenen Stunden mit allen Manipulationen der Untersuchungstechnik, mit der Kritik ihres Werthes etc. bekannt machen soll, gleicht einem Schwimmlehrer, der sich vornimmt seinen Schüler mit steifem Arm über Wasser zu halten, bis er richtige Stösse macht.

Die allgemeine Pathologie, meinen wir also, muss der Hauptsache nach in der practischen Lehre von den physikalischen und chemischen Untersuchungsmethoden aufgehen und sich als biologischer Theil der demonstrirenden Physiopathologie mit der pathologischen Anatomie incl. der Sectionstechnik vollkommen gleichwerthig in die beiden vorklinischen Semester theilen. Sollte man ernstlich besorgen, dass bei dieser Anordnung das Begriffsvermögen und das terminologische Interesse der Studirenden geschädigt werden könnte, dass sie unklarer als jetzt darüber sein würden, wie wenig sie mit Worten wie „Tumor“, „Congestion“, „entzündliche Reizung“, „Secretionsanomalie“ etc. ausdrücken? Sicher nicht. — Aber zur vollen Anerkennung verdient es gebracht zu werden, dass eine gleich ernste Vertiefung und Realisirung der Begriffe, wie sie im thanatologischen Theil der Pathologie durch die Demonstrativcurse der histogenetischen und pathologischen Mikroskopie dargeboten wird, auch für den biologischen — für die pathologische Begriffslehre — unter allen Umständen erreicht werden muss. Der Lernende kann zum richtigen Gebrauch und zur Herrschaft über die pathologischen Begriffe nur dadurch geführt werden, dass er sich eine Kenntniss darüber aneignet, wie dieselben entstanden sind und sich entwickelt haben. Diese Kenntniss kann aber nimmermehr aus hastig hingeworfenen, wie um Entschuldigung bittenden unzusammenhängenden Rückblicken des pathologischen Anatomen bestehen, welche so sehr leicht den Eindruck machen, als verdiene die Arbeit früherer Zeiten nur lächelnden Spott. Nichts ist heiliger in der Wissenschaft als der Glaube, dass unsere geistigen Altvorderen ebenso emsig und ernst gestrebt haben wie wir selbst, und nichts sicherer, als dass auch unsere Methoden und Abstractionen, unsere für Thatsachen genommenen Wahrnehmungen und unsere Schlüsse sehr vergänglich sind.

Dieser Glaube und diese Sicherheit fordern gebieterisch einen tüchtigen und methodischen Unterricht in der Geschichte der Medicin. Er mag compress sein, auf eins der vorklinischen Semester beschränkt werden, er mag mehr pragmatisch oder mehr kritisch sich mit seinem Material abfinden. Aber er allein wird und kann die Unzulänglichkeit und Vergänglichkeit der Systeme begreiflich machen, er wird das Unverständliche der Ausdrücke dem modernen Begriffsvermögen näher rücken, er wird die medicinische Terminologie mit der Logik und die Krankheitslehre mit der Physiologie versöhnen. Er allein auch kann — und hierbei kommt man in Versuchung, das anhistorische Interregnum, mag es auch noch so lange weiter beliebt werden, im Interesse der Lehrer und der Schüler herzlich zu bedauern, — der Geschichtsunterricht allein kann verhindern, dass der eifrigste und ergebenste Student, dem immer nur als Witz mitgetheilt wurde, was der alte Soundso über die „rheumatischen Augenentzündungen“ gedacht habe, schon im nächsten Semester spöttisch an einer anderen Universität erzählt, wie thöricht man in X oder Y noch heute über die „Aetiologie des Typhus“ spreche. Wie erst das Mikroskop aus der Arbeit des Sectionsmessers etwas Verwerthbares macht, wie die Entwicklungslehre der Gewebe die Auffassung der Neubildungen vertieft, so füllt das historische Wissen über das Werden der Begriffe jene klaffenden Lücken aus, welche das physiologisch gebildete

Denken überall zwischen den sinnfälligen Merkmalen und den eingebürgerten Bezeichnungen krankhafter Zustände entdecken muss. — Mit derselben Dringlichkeit also, mit der wir das Festhalten und die Weiterentwicklung der naturwissenschaftlichen Methode als Grundprincip jeder physiologischen und physiopathologischen Erkenntniss betonen, fordern wir als einziges Mittel, die Bearbeitung der medicinischen Begriffe auf logischem Wege zu ermöglichen, die obligatorische Einführung einer Vorlesung über Geschichte der Medicin und zwar nicht für die ersten oder letzten, sondern in die Zeit der vorklinischen Studiensemester.

Welchen erziehenden Einfluss die Erfüllung dieser Wünsche auf das therapeutische Denken ausüben kann, entzieht sich der aprioristischen Erörterung. Wir können immer nur das Nächste sehen und werden uns noch mit einigen Momenten abzufinden haben, welche dem ausübenden Arzte wohl stets die volle Anwendung seiner Geisteserziehung sehr erschweren dürften. — Während die fleissigen Fortschritte der Diagnostik den Einblick in das beziehungsreiche Verhalten der Einzelorgane zu fördern bemüht sind, während die Arbeiten der experimentellen Pharmakologie täglich neue Thatsachen liefern, versagt die logische Function der Feststellung eines ursächlichen Zusammenhanges zwischen der Einverleibung der Arznei und dem weiteren Verlauf der Krankheitserscheinungen noch immer viel häufiger als sie ermöglicht wird. — Was hier nach der practischen Seite als eine Hoffnung imponirt, sind die unserer Zeit angehörenden Erfolge derjenigen Specialfächer, in welchen es sich, allgemein ausgedrückt, um eine grobsinnliche substantielle Scheidung des abnorm veränderten Organbestandtheils vom anscheinend noch normal functionirenden handelt. Unter dem Vortritt der Chirurgie, besonders nachdem es ihr geglückt ist, zwischen das „Je vous ai opéré“

und das „Dieu vous guérira“ noch die Antisepsis einzuschalten, beginnen noch andere besondere Disciplinen dieser Art die Therapie mit immer steigender Berechtigung für sich in Anspruch zu nehmen.

Etwas innere Medicin wird aber, wie schon angedeutet, wohl noch recht lange übrig bleiben, und man wird sich noch oft zu fragen haben, ob über deren therapeutische Erfolge die Methode der grossen Zahlen, die Statistik mit ihren Wahrscheinlichkeitsschlüssen und -Berechnungen statt der Logik richten soll, ob es nicht vortheilhaft wäre, einmal wieder auf therapeutische „Systeme“ zurück zu greifen, ob wirklich die Schwierigkeiten lediglich in der allzugrossen Anzahl der gleichzeitig zur Lösung drängenden Probleme oder in ihrer schwerlöslichen Verwicklung oder auf dem mathematisch überhaupt nicht auszudrückenden Gebiete des Verhältnisses zwischen dem Arzt und dem Kranken liegen.

Aber wenn dieses letztere Moment auch für den späteren Arzt besondere Geltung hat und wenn dieser selbstverständlich den Geist des Experimentators in sich bannen muss, so sollte doch der Klinicist am Operationstische wie am Krankenbette nie in der Auffassung erschüttert werden, dass die auf tadellose Schlussfolgerungen basirten therapeutischen Eingriffe seines klinischen Lehrers nothwendige ergänzende Bestandtheile eines naturwissenschaftlichen Versuchs seien. Er wird dieser Auffassung um so treuer bleiben, je denkfähiger er sich entwickelt hat, und nur ein Weg wird möglich sein, sein warmes und richtiges Streben vor dem frühen Nachtfrost der Enttäuschung zu schützen. Der Lehrer muss neben seiner Verantwortlichkeit als berühmter Arzt und guter Logiker auch derjenigen sich bewusst bleiben, die er als Führer zur Wahrheit auf sich genommen hat. Anscheinend schlechte therapeutische Erfolge in der inneren Klinik, deren jeder indess zur Berichtigung des begangenen Denkfehlers oder zur Erkenntniss der noch unausfüllbaren Erfahrungslücke führte, erziehen bessere Aerzte, als angeblich ganz concinne Heilresultate, hinter denen schon der Klinicist instinctiv die Täuschung wittert. — Auch hier trifft es zu, dass wer einen Irrthum zugesteht und klarlegt, keinen anderen Verlust erleidet, als den des Irrthums. —

Ob nicht die momentane Einrichtung der medicinischen Lehrkörper mit ihren sogar in duplo vorhandenen masslos splendiden Lehreinrichtungen für die trivialsten und gedankenlosesten Disciplinen bereits viel geschadet hat, mag einer gelegentlich von etwas anderen Gesichtspunkten zu führenden Untersuchung vorbehalten bleiben. Hier genügte es, einen übersehbaren Weg zu skizziren, auf welchem der durch Autoritätenzwang ebensowenig, wie durch kretinenhafte Nutzgier verkümmerte Jüngling zu einer richtigen Methode und zu einem seine späteren Schicksale adelnden Verständniss für die inneren Zusammenhänge seines Berufes gelangen könnte.

Denn jetzt erst, nach dem Staatsexamen, wenn das feindliche Leben mit all' seinen Beirrungen und Verlockungen auf ihn einstürmt, wird dem noch immer Begeisterten die Frage zum ersten Male vorgelegt, ob er, nachdem er Medicin „durchaus studirt“, nun auch Arzt bleiben oder werden könne. Der Uneingeweihte glaubt diese Frage entschieden nach dem ersten Präparirsemester in der Anatomie, der Schüler damals als er im Eifer seiner embryonalen Doctorwürde die Pflichten des poliklinischen Praktikanten auf sich nahm und ihnen mit Enthusiasmus und ohne allzu störende Conflicte nachkam. Selbst als Krankenhausassistent wird so Mancher sich über den Ernst der kommenden Verantwortlichkeit nicht klar. Sie drückt sich in dem kurzen Satze aus, dass die erkenntnisstheoretische Fähigkeit und ihre Umsetzung in zweckentsprechendes Handeln von dem selbstständig gewordenen Arzte gefordert werden wird zu jeder Stunde des Lebens und unter den erschwerendsten Verhältnissen. Invita Minerva muss er die schwierigsten Fragen an sich richten, seine Geistesmechanik soll glatt in einander greifen, als ob ihr materielles Substrat sich gegen Nacht und Tag, gegen Verdauung und Uebermüdung vollkommen indifferent verhielte. Er allein darf nicht dann forschen und denken, wenn die Psyche ihm winkt, sondern er soll es auch dann wenn ihn schwere Sorge drückt und am eifrigsten, wenn die schrille Nachtglocke tönt.

Hier sind sie zu finden, die Klippen, an denen die innere Harmonie Vieler scheitert und an denen die Gewissenhaftigkeit Anderer zum lecken Wrack wird. Dieser, der stets im Anschlage liegt, dem ihn Rufenden gegen entsprechenden Lohn beizustehen, wird einen allzeit bereiten Schematismus unvermerkt und schnell weit bequemer finden als die jedesmalige Aufbietung seiner Denkkraft; unaufhaltsam treibt er in die Meinung hinein, dass man in der Regel Kranke auch ohne besondere Veranstaltungen zur Schärfung der Sinne und ohne logische Schlüsse „ganz gut“ behandeln könne. Jener Andere aber, der Fragen von bedrückender Schwere und furchtbarer praktischer Tragweite sich ohne die volle Klarheit seines Denkvermögens zu entscheiden unfähig fühlt, der wird in den Stunden leiblicher Schwäche und herabgesetzten Denkvermögens sich dem Kranken garnicht oder nur widerwillig nähern mögen. Je schneller er zu der Ueberzeugung kommt, dass er in die Reihe der Praktiker nicht gehört, um so besser für ihn und Andere.

„Aber alle Specialisten“, so sagt man, „sind doch diesen Verlegenheiten nur in sehr geringem Masse ausgesetzt.“ Schon auf der Universität hatte für so Manchen die Vertiefung in ein beschränktes Fach, das sich dem Anschein nach mit ganz undisciplinirtem Verständniss überblicken lässt, und doch nicht ohne Erfolg mit seiner „Wissenschaftlichkeit“ coquettiren darf, etwas begreiflich Verlockendes. Der beflissene, recht bescheidene, in der Wahl eines Untersuchungsthema's glückliche Amanuensis wird so schnell Assistent, der geduldige, hübsch bei der Stange bleibende Assistent bei einer günstigen Constellation so jung „Herr Professor“. Dafür kann man schon dem Scheuklappenthum seine Seele verschreiben und hat nachher kaum noch etwas anderes nöthig als sich recht harthörig zu beweisen im Tempel der alma mater. Denn geschärften Sinnen kann es nie verborgen bleiben, dass im Kreise anderer Wissensmeister und -jünger der Vertreter eines medicinischen Specialfaches, dessen Blick über das Schienengeleise seiner Sprechstunde und über seinen Zauberkreis von einigen Spiegeln, Lampen und Zangen nicht hinausreicht, immer mehr einen „Professionisten“ vorstellt als sonst etwas und diesen um so typischer je mehr er von der Wichtigkeit seines Specialfaches erfüllt ist.

Günstiger entwickelt sich das Verhältniss eines strebenden Arztes in einem Ringe gutgearteter Collegen, wenn er sich den Ruf zu schaffen und zu erhalten weiss, dass er in einer Disciplin eine gründliche Fachausbildung erlangt habe. Abgesehen von allen Aeusserlichkeiten fördert es sein inneres Behagen, bald allgemein als der berufene Berather in bestimmten Verlegenheiten zu gelten und anerkannt mit an der Spitze eines Zuges innerhalb der grossen allgemeinen Colonne zu marschiren. Wenn es aber hierfür selbstverständliche Bedingung ist, dass er sich nicht v o r Beendigung des Studiums isolirt habe, sondern zu einer harmonischen Ausbildung gelangt sei, so muss er sich auch der inneren Schwierigkeiten bewusst bleiben, welche dem Techniker- und Specialistenthum drohen, sobald es den ganzen Menschen auszufüllen und vom wissenschaftlichen Arzt nichts mehr übrig zu lassen bestrebt ist.

Die Sicherheit des Specialisten steht in umgekehrtem Verhältniss mit der Lebenswichtigkeit der Organe, die er behandelt; der wirkliche Nutzen, den er schafft, in directer Beziehung zu der Controlle, von welcher er sich beobachtet fühlt. Wo eine solche, wie an der Haut, an den Haaren und Zähnen durch die einfache Wahrnehmung des Kranken selbst ausgeübt wird, liegt viel weniger als auf gewissen „dunklen“ Gebieten die Gefahr nahe, dass der Specialist seine „Wissenschaft“ überhaupt niemals mehr anders wie als milchende Kuh in's Auge fasse. Nicht dadurch wird, wie man es vielfach aussprechen hört, das von den Erfolgen seiner Technik geschwollene Specialistenthum in praxi bedenklich, dass es den kranken Menschen zu sehr in einzelne Theile zerlegt, sondern dadurch, dass es an dem ihm dargereichten kleinen Finger nicht nur die ganze Hand, sondern das ganze Wehe und Wohl des Individuums zu erfassen versucht. — Ausserdem hält aber jede blos angelernte Technik bekanntlich nicht einen Moment länger vor, als die Grundlage dieselbe blieb, auf welcher sie sich entwickelte. Wer von etwaigen Umgestaltungen derselben nicht Nachtheile sondern Förderung haben will, muss soviel oder so wenig Denkkraft haben, um die sich vollziehenden Verschiebungen zu übersehen und sie zur Ausbreitung seines individuellen Könnens nutzbar zu machen. Fordert man soviel nicht nur vom Zahnarzt, sondern auch vom Perrückenverfertiger, so setzt auch der gedankenloseste Kranke ein ähnliches Fortschrittsbestreben um so mehr bei dem von ihm erwählten Heilkünstler voraus. „Der Arzt muss mit der Zeit mitgehen“ sagt er, stets will er nach der vervollkommnetsten Methode und mit den modernsten Mitteln behandelt sein und pflegt es als bittere Täuschung zu empfinden, wenn er zu der Annahme gedrängt wird, dass sein Specialspecialist um fünf Jahre, ja nur um drei Wochen hinter Anderen seines Zeichens zurückgeblieben sei. — Darin dass es für jeden Techniker unerlässlich ist, erkennen zu müssen, wo er den Fortschritt zu suchen hat, — und jedes Specialisten eigenes Wohl, in Bezug auf Uebergriffe Anderer ein geachtetes Wort mitreden zu dürfen, sind die materiellen Bürgschaften für die Einheitsbestrebungen in der Medicin gegeben. Man wird Den stets für den zuverlässigeren Specialisten halten, der sich auf irgend eine Weise die lebendige Fühlung mit dem allgemeinen ärztlichen Wissen zu erhalten im Stande war. —

Der Anwendung des letzteren im Leben aber droht die schwerste Schädigung in jenem Kampfe zwischen dem Bewusstsein des rechten Weges und dem immer im Gewande des höheren Gesetzes sich brüstenden Selbsterhaltungstriebe. Wer Praxis erlangen und sie sich bewahren will, der könne, so meint man, möglicherweise noch die Wahrheit denken; um sie aber zu sagen, genüge es nicht einmal, schon „den Fuss im Bügel zu haben“. Die unaufhörliche Rücksichtnahme auf den Kranken selbst, auf seine näheren und weiteren Beziehungen, auf die Stimme des allgemeinen Urtheils verfehlt nicht, dem medicinischen Denken einen neuen und sehr gefährlichen Erfahrungsanhalt darzubieten. Weil jener gleichaltrige und ursprünglich vielleicht weniger naturwissenschaftlich und noch weniger logisch geschulte College soviel „Selbstbeherrschung“ besass, mit dem Erfahrungssystem eines „berühmten“ alten Arztes durch Dick und Dünn zu gehen, deshalb fielen ihm nach des Letzteren Rücktritt ja alle die vielen guten Hausarztstellen zu. Nur weil dieser

Andere bald in den Ruf kam, er habe vom Vater, Onkel oder Schwiegervater die sämmtlichen „Recepte geerbt", zog ihn seine Gemeindevertretung allen anderen Bewerbern vor. Hier trägt Einer freudlos und indem er ordentlich fühlt, wie die Fundamente seines ehemaligen Wissens zerbröckeln, die Mühe einer aufreibenden Landpraxis; — dort seufzt der Andere unter den hydropathischen oder Geheimmittel heischenden Chikanen einer Familienclique, von der er den grössten Theil seiner Existenzmittel abhängig weiss; — dem Dritten schwinden Denkkraft, Frische und Kritik dahin unter dem Regime eines stumpfsinnigen oder mit therapeutischen Grillen vollgestopften Anstaltsdirigenten. Während die physiologischen Beweismittel hinter die Schwelle des Gedächtnisses treten und der Zusammenhang der sicheren Schlüsse sich lockert, erscheint die Wahl zwischen Opportunismus und Pauperismus bald als einzige Alternative, und die Hingabe an eine reinliche klar übersehbare Geistesarbeit wird dem Praktiker zur Fabel.

Lässt endlich nach Jahren der Druck der äusseren Verhältnisse nach, gestattet die progressive Zunahme des Jahreseinkommens ein Abstreifen der drückendsten Fesseln, — dann sind die Ideale der streng logischen Diagnostik und des auf naturwissenschaftliche Erkenntniss gegründeten Handelns bis zur Unkenntlichkeit verblasst oder gänzlich zerronnen. Das Savoir faire hat jetzt längst den Beweis des Erfolges für sich, die Gewandtheit war der Schlüssel zu Ansehen und Ehre, und als Summe der gerühmten Erfahrung hat sich herausgestellt, dass die acuten Krankheiten von selbst heilen oder nicht, — dass bei chronischen Uebeln der Patient sich eigentlich deshalb einen Arzt hält, um sich mit ihm täglich zu freuen, dass er ihnen noch nicht erlegen ist, — dass ein richtiges Rechnen mit der Fassungskraft und den Lebensgewohnheiten der Angehörigen für die Ausführung der Therapie viel, viel wichtiger ist, als der exacteste Nachweis ihrer inneren Nothwendigkeit. So bleibt der Arzt auf dem Dorfe bald dabei stehen, dass sein Auftreten vor Allem den Schein der Unfehlbarkeit behalten muss, um mit recht grossen schwärzlichtrüben Arzneiflaschen und mit „kräftigen Kuren" dem Landmann in gleichem Grade zu imponiren wie der Schäfer; und in der Stadt hat er weit mehr als an die Klarlegung der physiologischen Zusammenhänge darauf zu denken, wie er die Schwächen der Gesellschaft schone, den Kranken die nöthige Abwechslung verschaffe und ein tüchtiger Commissionär für das erfolgreiche resp. rechtzeitige Eingreifen der Specialisten sei.

Es ist guter Ton geworden, diese allgemein gefühlten Missstände im vertraulichen Kreise mit Bonhommie zu bespötteln und im Publicum als unvermeidliche zu behandeln. Wer sich dauernd im engen Kreise der täglichen Pflicht und Dringlichkeit bewegt, merkt sie nur gelegentlich wenn er sich verletzt fühlt, oder respectirt in ihnen stets dagewesene und nie zu beseitigende Schranken des ärztlichen Handelns. Allein mit dem Fallen des Nimbus, der das ältere Arztthum verhüllte, mit der zunehmenden Erkenntniss der eigentlichen Aufgaben, mit der sich bahnbrechenden Achtung vor dem ärztlichen Können erscheint den Giftbäumen der gedankenlosen Bonhommie und des servilen Opportunismus die Axt doch bereits an die Wurzeln gelegt. — Richtet sich auch, dem gegenwärtigen noch sehr unentwickelten Zustande entsprechend, die einzelne Agitation innerhalb des Standes oft noch auf Nebensächliches, macht es oft sogar den Eindruck, als ob man mehr der allgemeinen Zeitströmung folge, als steuerfest dem Ziele einer gesetzmässigen Entwicklung zustrebe, so stärkt doch jetzt schon manches Zeichen die Hoffnung, dass noch unser Zeitalter die Coalitionsbestrebungen, wie sie sich so wuchtig geltend machen, als eine nothwendige Ergänzung und als ein correlatives Entwicklungsphänomen der naturwissenschaftlichen Medicin aufzufassen lernen wird.

Ein nicht unbedeutender Theil jener Bestrebnngen findet seinen mehr oder weniger adäquaten Ausdruck in dem *ärztlichen Vereinsleben* der Gegenwart. Die anscheinend unüberwindlichen Mächte der Gedankenverarmung und der Opportunitäts-Sklaverei haben nach allgemeiner Anerkennung ihren Hauptrückhalt an einem *ungesunden Verhältniss zwischen Arbeitnehmern und Arbeitgebern.* Dieses Verhältniss zu reformiren erscheint Manchen als die vornehmste Aufgabe der Standesvertretungen, als der Noeud vital der practisch-ärztlichen Interessen. Doch kann es sicher nicht genügen eine Phalanx zu bilden gegen das Pfuscherthum, gegen die den Stand drückenden Verpflichtungsgesetze oder gegen die minderwerthige Schätzung der reellen ärztlichen Leistungen durch Unverstand oder durch veraltete Taxen. Dringlicher noch als diese an Aeusserlichkeiten sich erschöpfenden Anläufe erscheint die Mitarbeit der Vereine an der Bekämpfung der Unterbietungsconcurrenz auf dem Felde der Gesellschafts-, Kassen- und Gemeindeärzte, an der Revision so mancher demüthigenden Servitute, an der Reform der staatsärztlichen Besoldungsverhältnisse, an der Normirung der Pauschalentschädigungen. Auf diese Weise allein kann das steigende Zusammengehörigkeitsgefühl den strebenden aber in erniedrigender Concurrenz mit unehrenhaften Standeselementen sich aufreibenden Stadt- und Landarzt wirksam unterstützen.

Wenn es schon jetzt ihm auch Hülfe bringen will im offenen Kriege gegen das Pfuscherthum, so geschieht dies zwar nie ganz ohne das Bewusstsein, dass hier die unantastbare Standesehrenhaftigkeit als unentbehrlichste Waffe zu dienen hat. Um sich ihrer indess ganz sicher zn fühlen, müssten die Vereine ihre besondere Aufmerksamkeit dem Missbrauch, der mit Titeln und Consultationen getrieben wird, zuwenden. Oft genug hört man missliebige Aeusserungen darüber, dass in kleinen Städten und auf dem Lande der Kreisphysikus seinen Collegen gegenüber eine Art von Suprematie habe; man findet es anstössig, dass einem älteren, durch die Leiden der Praxis wie durch ein in gereiften Jahren abgelegtes schwieriges Examen bewährten Arzt über den vielleicht eben durch die Staatsprüfung geschlüpften jüngeren ein kleines Uebergewicht zustehen soll. — Ist es aber nicht ein viel grösseres Aergerniss, wenn speciell bei uns in Preussen der Staat es sich herausnimmt, auf ganz uncontrollirbare Weise Titel zu verleihen, die den Unkundigen „vertraulich zu machen“ geeignet sind? — Es wäre eine des gegenwärtigen Standesbewusstseins würdige That, jene demüthigende Parallele mit dem Hoflieferantenthum, in welche der ärztliche Stand durch Duldung eines das Publicum irreleitenden Titels tritt, mittelst allgemeinen Protestes aufzuheben. Der Einzelne kann hier nicht viel mehr thun als sich selbst — so lange seine moralische Kraft hierzu ausreicht — darüber klar zu bleiben, dass er durch einen redlichen Lebenswandel und durch seine auf anderen Gebieten bewiesene Gesinnungstreue doch an sich unmöglich zur Lösung schwierigerer physiopathologischer Probleme berufen erscheinen kann. — Noch weniger sollten die Habilitationen der medicinischen Docenten jemals dem Verdacht Nahrung geben, als handle es sich in erster Reihe um ein Certificat darüber, dass „eure Kunst viele Künste übersteigt“.

Am wenigsten aber darf der mit der Verwaltung eines Lehramtes betraute Specialist vergessen, in welcher Absicht man ihn consultirend zu Rathe zieht. Handelt es sich nicht direct um die Anwendung einer überlegenen und durch ein ungewöhnlich grosses Krankenmaterial ausgebildeten Technik, so kann der sachlich allein zu rechtfertigende Zweck der Consultation nur das Verlangen nach einer gediegeneren Einsicht in die schwierigen Zusammenhänge eines gefährlichen oder besonders verwickelten Falles sein. Wie verwirrend wirkt es aber auf den sein Naturwissen und seine Denkfähigkeit noch heilig haltenden Neophyten, wenn er mit Staunen und Unwillen sehen muss, wie der Consultirte von seiner für überlegen gehaltenen Untersuchungsmethode einen weit sorgloseren Gebrauch macht, als Jener von der seinigen, wie tief enttäuschend und verletzend ist es, wenn er an der logischen Analyse des Problems mit einigen faden Reminiscenzen aus seiner gerühmten grossen Erfahrung oder gar mit dem blöden Lächeln der unbedingten Ueberlegenheit vorüberflattert. Hat es sich schliesslich um eine sogenannte „äussere“ Specialität gehandelt, so mag die Anwendung einer hülfreichen und sauberen Encheirese trotz dieser Beigaben noch immerhin als eine Leistung im Interesse des Kranken betrachtet werden. Jene Consultationen aber, in denen kein anderer Denkmechanismus als der des Cäsarenwahnsinns im Kleinen zur Anwendung kommt, in denen ein unpünktlicher Herr mit einem Titel die wohlüberdachte Behandlungsweise und die Vorschriften des zur Consultation mit ihm — der grade in der Mode ist — Genöthigten durch ein ungewöhnliches aus der neuesten Pharmacopoea elegans herausgerissenes Apothekenproduct ganz willkürlich ersetzt, behaften das ganze Consultationswesen mit dem Fluch der Lächerlichkeit und tragen zur Verdummung der „kleinen Aerzte“ mehr bei als die Misère, — die sie doch immer nur gedankenarm, aber noch nicht vollkommen begriffsstützig macht. — Am schlimmsten wuchert das Consultationsunwesen wohl auf dem Gebiete der Bäderverordnungen, in denen der Unfehlbare die vom Hausarzt empfohlene Badekur mit Vorliebe durch die Nennung eines Bades umzustossen pflegt, wo ihm ein Schüler, ein Kämpe seiner Renommée oder ein Verwandter lebt. Beachtenswerth erscheinen dieser Taktik gegenüber die neuesten Bewegungen unter den Badeärzten, deren Stellung zur medicinischen Logik man vor etwa zehn Jahren noch allgemein als eine etwas zweifelhafte anzusehen berechtigt war. Kommt es den heutigen Balneologen wirklich darauf an, sich nicht selbst allein so zu bezeichnen, sondern nach ihren neuesten Plänen wenigstens mit zahlenmässigen Erhebungen über die Heilresultate ihrer Bäder vorzugehen, so werden auch sie dem modernen Zauber d. h. dem Consultationsschlendrian ein gutes Stück Terrain entreissen. — Sache der Aerztevereine aber wird es sein, dem Denken in der Medicin dadurch hülfreich zu werden, dass sie den nachgewiesen oberflächlichen Consultationen sowie allen Fällen, in welchen hochtönende Namen zum Marktgeschrei rein industrieller Zwecke missbraucht werden, in denselben Spalten der Vereinsorgane die gebührende Erwähnung gönnen, in welchen die gerichtlichen Erkenntnisse gegen die Quacksalber ihren Platz finden.

Auf einem sehr grossen Tummelplatz medicinischer Afterlogik könnten schliesslich die wissenschaftlichen Vereine — wenn sie wollten — ein energisches Hausrecht ausüben: auf dem Terrain der medicinischen Litteratur und Presse. Wer hier den Einwand machen will, dass an einer schlechten Fachlitteratur die Leser genau soviel Schuld tragen wie die Schriftsteller, hat vollkommen Recht. Unzähliges würde ungedruckt bleiben, wenn der Schreiber sich vorher fragen müsste, wie schnell seinem Geistesproduct der in der Geschichte seiner Wissenschaft heimische Leser das Goldschlaghäutchen erborgter Gedankengänge abstreifen, wie unmittelbar er auch in dem gedehntesten Artikel Wesentliches vom Nebensächlichen, Wahres vom Neuen zu unterscheiden wissen wird. Für den mit diesem Sinnschärfungsmittel an die Literaturfluth der heutigen Medicin Herantretenden bildet denn auch in der That ihre Massenhaftigkeit noch die geringste Beunruhigung. Aber wie trübe und unappetitlich sehen viele Nebenstrahlen und selbst manche Hauptsprudel dieser täglich auf uns niederstürzenden Quellen des Fachwissens aus, sie, deren einziger Zweck doch sein sollte, unser Denken zu reinigen und zu bereichern, unsere Hingebung an die Heilwissenschaft zu beleben und zu verjüngen. Wie viele Bände kann man durchfliegen, wie viele Journalnummern aus der Hand legen, ehe man auf eine Leistung trifft, deren geschlossener Gedankengang uns verbürgt, dass der Verfasser irgendwo eine neue Brücke der Erkenntniss geschlagen habe. Eine ähnliche Enttäuschung erlebt man doch durch die periodischen chemischen und physikalischen Fachzeitschriften selten.

Den meisten Medicinern aber scheint es weniger darum zu thun, die Spur eines sicheren Auftretens auf irgend einem steilen Pfade zu hinterlassen, als der Befriedigung Ausdruck zu geben, dass sie sich in den Dornen der „Theorie“ nicht fangen liessen und den trügerischen Boden der „Verallgemeinerung“ dadurch vermieden, dass sie ihn nicht einmal zu Gesicht bekamen. Ein derartiger „Erfahrungsforscher“ schleppt seinen Leser auf den breiten Gleisen einer irgendwoher abgeschriebenen Einleitung in das Dickicht sich verschlingender Aufgaben hinein, hält ohne sichtlichen Grund plötzlich mitten in demselben an, um unendlich breit über Beobachtungen zu reden, die er selbst mehr oder weniger zufällig machte, und um sie — unbekümmert um die Wahrscheinlichkeit, dass bereits der nächste Beobachter nach der herrlichen Logik des Aut-aut sie dementiren oder anders beurtheilen wird — als felsenfeste „Thatsachen“ anzupreisen. Dann noch einige gänzlich unmotivirte Hin- und Herzüge auf sichtlich ungeebnetem und fremdem Terrain und — der Triumphzug endigt für den Autor wie für den Leser in tiefer Finsterniss, aus der sie bei gutem Glück durch einen hinterher kommenden wohlwollenden und etwas klarer denkenden Forscher wieder an den Ausgangspunkt zurückgeführt werden. — Da es heutzutage sehr darauf ankommt, wer eine richtige allgemeine Beobachtung ausspricht, also auch darauf, welche Persönlichkeiten auf die zur crassen Unsitte gewordene Missschätzung des Denkens in der Medicin und auf die Nothwendigkeit einer grösseren Vertiefung der Aufgaben hinweisen, so trete ich hier mit Vergnügen das Wort an einen hochgeachteten Ophthalmologen, also an einen die einfache Sinneswahrnehmung gewiss nicht unterschätzenden Specialarzt und Specialforscher ab. „Es hat sich“ bemerkt Schmidt-Rimpler in seiner vorjährigen Rectoratsrede, „eine wahre Idolatrie, ein wahrer Götzencultus der Thatsachen ausgebildet. Diese Richtung hatte als Reaction gegen die naturphilosophische früherer Jahre eine gewisse Berechtigung, ist aber jetzt zum Theil weit über das Ziel hinausgeschossen und unterstützt, oft unbewusst, gradezu ein engstes und beschränktes Specialistenthum, indem es dessen Hochmuth und Selbstgenügsamkeit durch Ueberschätzung fördert. Es kommt noch dazu, dass auch der Fleiss, den manche derartige auf technische Arbeiten basirende Untersuchungen erfordern, für die Lobeszahlung in besondere und überreiche Anrechnung gebracht wird.“ Im weiteren Verlauf der Rede wird dann der Fall angezogen, in welchem ein strebsamer anderweitig viel in Anspruch genommener Forscher auf den Gedanken kam, sich die zu einer histologischen Untersuchung des Gehirns erforderlichen feinsten Schnitte durch einen Fourniertischler mittelst des Mikrotoms herstellen zu lassen. „Soll dieser Tischlerfleiss nun, wie so häufig die Prätension lautet, das erste Wort bei der wissenschaftlichen Schätzung des Untersuchungsresultates mitzusprechen haben?“ —

Niemand verlangt ja von jedem Histologen oder gar von jedem Arzt die Conception grosser und fruchtbringender Gedanken; aber was wir von Jedem, der die Feder ansetzt, verlangen dürfen, ist ein Knoten an dem Gedankenfädchen, auf welches der Autor die Perlen seiner Wahrnehmung aufreihen will; ist zweitens, dass er dieses Fädchen aus dem oft verworrenen Knäuel seiner individuellen Ideencombinationen sauber und geduldig herauslöse; und dass er endlich dieses Fädchen wenigstens durch einen Probezug auf den Grad seiner Haltbarkeit selbst untersucht habe. Sind alle diese Bedingungen unerfüllt geblieben, so werden uns die echten und die nachgeahmten Perlen haltlos entgleiten und die „bahnbrechenden“ werden mit den nebensächlichen Thatsachen jenes wirre trostlose Durcheinander vermehren, in welchem sie auf manchen Gebieten schon gegenwärtig dem nicht vollkommen orientirten Blicke sich darbieten. Es handelt sich also um die allgemeinsten Gesetze der Urtheilskraft und um die Anstandsregeln der Selbstkritik, die wir in dem Wust unreifer medicinischer Publicationen der Neuzeit so häufig vermissen. — Wer sich von Zeit zu Zeit zur Herzstärkung und zum Troste mit den meistens kaum bogenlangen, an Klarheit unübertrefflichen Redactionsartikeln in Virchow's Archiv näher beschäftigt hat, der wird wissen, welche Einzelerwägungen uns im Laufe der Jahre zu der Ueberzeugung, dass dieser Zustand gebessert werden müsse, geführt haben.

Ingleichen wiederhole ich zum Theil dort vor längerer Zeit Gefundenes, wenn ich dem Schluss dieser Betrachtungen einige kurze Notizen über die Formen des Verkehrs zwischen dem wissensbedürftigen Leser und dem der Befriedigung dieses Bedürfnisses dienenden Schriftsteller voranschicke. Dass man das ungeheure Einzelmaterial aller medicinischen Wissens- und Hülfszweige, wie es die Publicistik aller geistig arbeitenden Nationen während des Jahres zusammenhäuft, in möglichst kurzen, von Fachmännern durchdachten Referaten nach hergebrachter Eintheilung in einem grossen Sammelwerk, einem „Jahresbericht" möglichst vollständig deponire, genügt einem Zweck, der keiner Fürsprache bedarf. Viel irrationeller ist das Zusammenwürfeln solcher Literaturpräserven mit Originalartikeln, Kritiken, Miscellen u. dergl. wie es sich in einem unbegreiflicher Weise noch immer bestehenden Leipziger Unternehmen darstellt. Andere als „Jahrbücher" bezeichnete Notizensammlungen, welche lediglich ein kritisirtes Material zur Bereicherung und Berichtigung der praktisch-ärztlichen Encheiresen repräsentiren, könnten ganz wohl als Kalenderbeilagen erscheinen. — Als am Anfange der sechziger Jahre aus einem Kreise forschungseifriger und auf schnellen geistigen Verkehr bedachter Assistenten ein „Centralblatt für die medicinischen Wissenschaften" hervorging, erregte dieses Unternehmen einmal wegen der bei der Auswahl des Referirstoffes fast unvermeidlichen Willkürlichkeit Bedenken, dann aber auch deshalb, weil die Leser von Referaten keine richtige Vorstellung von dem Gedankengange des Originalautors bekommen, sich vielmehr auf die Logik und Charakterfestigkeit des Referenten verlassen müssen. Man konnte indess jenes „Centralblatt" als eine orientirende wöchentliche Auffrischung des bereits Gelesenen auffassen und so ganz nützlich finden. Ein Widersinn liegt aber in der Gründung von

Centralblättern für Specialfächer. Der Specialist, der sich durch das Dutzend Journale seiner Branche nicht ohne die Krücken des Referates durchhelfen kann, steht bereits an der Grenze des Weiterarbeitens und der Leselust; sein Central- oder Peripherie-Blättchen stärkt in ihm nur noch die mit der Vereinzelung ohnehin unauflöslich verbundene Halbheit und Oberflächlichkeit. — Unsere sonstige deutsche Wochenjournalistik hält die Mitte zwischen dem Neuigkeitsdrange, dem Zehren an Tagesfragen und zwischen der vornehmeren Aufgabe, die Verbreitung einer nützlichen Casuistik zu fördern, mit grösserem Takt inne als die ähnlichen Producte der meisten anderen Länder, auch Englands. Nur sollte sie für alle rein „therapeutischen“ Mittheilungen nicht mehr Platz hergeben als zu einer einfachen Notiz: „Dr. A. habe mit dem Mittel x in der y-Krankheit oder mit dem neuen xx-Instrument in dem als yy bezeichneten Leiden z Male günstige Erfolge wahrgenommen und fordere zur Nachprüfung und Bestätigung auf.“ Erst nachdem bis zum Erscheinen der correspondirenden Nummer des nächsten Jahrganges eine Notiz in der Form ermöglicht ist, dass N und M die damals gemeldete Wirkung z^2 Male bestätigt gefunden haben, darf A mit einer längeren Darlegung seiner Entdeckung zugelassen werden. Im Gegenfalle wäre seine vorjährige Notiz in entsprechender Weise nochmals der Beachtung zu empfehlen. Denn objectivirt müssen doch mindestens therapeutische Erfahrungen sein, ehe sie sich als solche bezeichnen dürfen.

Eine gute Grundlage für ein Urtheil über die Entwicklungsstufe, bis zu welcher sich das logische Denken innerhalb eines Wissenszweiges heraufgearbeitet hat, bildet der in ihm zur Durchbildung gelangte Stil. Der für das Gros der medicinischen Schriften modern gewordene entspricht, seine Nüchternheit anlangend, den höchsten Anforderungen, sehr mässigen wenn auf Klarheit und Folgerichtigkeit der Gedanken Gewicht gelegt werden soll und kaum den bescheidensten in Hinsicht auf die Bearbeitung der Terminologie. Wie täuscht man sich doch oft, wenn man gewisse besonders klangvolle Geisteserzeugnisse als schön stilisirt bezeichnet. Wir wollen gern auf jene aus zufälligen Lesefrüchten aufgebauten Farbenspiele, auf die nicht im Gedankengange nothwendig gegebenen sondern durch rein willkürliche Gedankenspielerei herangeschobenen Bilder, auf alle geschraubten, hochklingenden, phrasenreichen Fermaten verzichten. Aber wir wollen nie aufhören zu fordern, dass der Sprechende wie der Schreibende sich als treuer Herold seines Gedankenganges erweise, dass er uns klare Absichten und Aussichten zeige und uns nicht durch die Einöden seiner Gedankenträgheit und Verworrenheit schleppe. Dann darf sich weder Jemand fürchten, seinen eigenen Stil zu schreiben, noch auch begeht er an seiner Wissenschaft einen Verrath, wenn er nicht blos als mathematisch geschulter Forscher, sondern auch als Mensch zu uns redet. Der Stil jedes wirklich urtheilsfähigen Gelehrten pflegt mit der Materie um so leichter umzugehen, je mehr sein Geist durch kaltes Nachdenken sich derselben zu bemächtigen gesucht hat. „Sie wollen doch nicht behaupten“, fragt Lessing im Antigötze, „dass Niemand bestimmt und richtig denken kann, als wer sich des eigentlichsten, gemeinsten, plattesten Ausdruckes bedient? — dass, den kalten symbolischen Ideen auf irgend eine Art Etwas von der Wärme und dem Leben natürlicher Zeichen zu geben suchen, der Wahrheit schlechterdings schade?“ — —

Wenn Jeder der schreibt die Grenzen kennt, an welchen sich in ihm selbst das objective beweisfähige Wissen, der Zwang durch überlieferte Begriffe, die einseitige Neigung für die Lieblingsbeschäftigung scheiden, — wenn Jeder der liest aus seinem geschichtlichen Wissen heraus einen freieren Ueberblick gewinnen kann über die Zusammenhänge der als neu mitgetheilten ihm noch nicht geläufigen Thatsachen, dann wird es gut stehen — nicht nur um die äussere Gestaltung unserer Litteratur, sondern auch um die Ebenbürtigkeit und Selbstständigkeit der medicinischen Logik.

FSC
www.fsc.org
MIX
Papier | Fördert gute Waldnutzung
FSC® C083411

Zeitfracht Medien GmbH
Ferdinand-Jühlke-Straße 7
99095 Erfurt, Deutschland
produktsicherheit@kolibri360.de